AF462335

DE LA

PARALYSIE AGITANTE

PAR MM.

J.-M. CHARCOT
Médecin de l'hospice de la Salpêtrière,
professeur agrégé
à la Faculté de médecine.

A. VULPIAN
Médecin de l'hospice de la Salpêtrière,
professeur agrégé
à la Faculté de médecine.

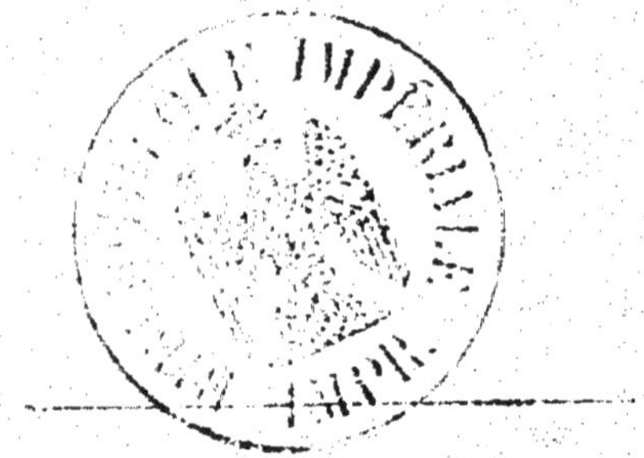

PARIS
VICTOR MASSON ET FILS
PLACE DE L'ÉCOLE-DE-MÉDECINE
1862

Extrait de la Gazette hebdomadaire de Médecine et de Chirurgie.

Paris, — Imprimerie de L. Martinet, rue Mignon, 2.

DE LA

PARALYSIE AGITANTE

Sous le nom de *Shaking Palsy*, *Paralysis agitans* (1), le docteur Parkinson (*Essay on the Shaking Palsy*, London, 1817) a décrit une affection singulière, d'un pronostic habituellement fort grave, et où l'on doit surtout noter, entre autres caractères importants, un mouvement continuel de tremblement ou d'agitation des diverses parties du corps, mouvement dont l'intensité tend à s'accroître d'une manière progressive. Comme le tableau symptomatologique présenté par ce médecin, bien que très succinct, indique cependant avec précision les principaux traits de la maladie, nous croyons devoir, à l'exemple du docteur Todd (2), le reproduire intégralement en manière d'introduction :

« Le début de l'affection, dit Parkinson, s'opère d'une manière » insidieuse ; rarement le malade peut en indiquer l'époque pré» cise ; les premiers symptômes observés sont un léger sentiment » de faiblesse et une tendance à trembler qui ont lieu tantôt dans » la tête, tantôt, et plus communément, dans les mains et les » bras. Ces symptômes s'accroissent progressivement, et, un an » environ à partir de l'époque où ils ont été pour la première fois » remarqués, le malade, surtout pendant la marche, tient son » corps plus ou moins fortement incliné en avant. Peu à peu les » membres inférieurs deviennent à leur tour le siége de tremble» ments, et, à mesure que la maladie progresse, on les trouve de » moins en moins capables d'exécuter les ordres de la volonté : » alors l'agitation des parties affectées est tellement persistante » que le malheureux malade trouve à peine quelques minutes de

(1) SYNONYMIE : *Schüttellæhmung*, Auct. Germ. — *Paralysie tremblante*. — Littré et Robin, *Dictionnaire de médecine*, 1858, p. 1033. — *Synclonus ballismus*, *Mason Good. Studium der Medizin*, Bd. III, s. 382 ; et *Hooper's Diction.*, 8e édit., London, 1848.

(2) *Cyclopedia of Practical Medicine*, art. PARALYSIS, t. III, p. 259.

» repos; si, par suite d'un brusque changement de position, le » tremblement cesse dans un membre, il reparaît bientôt dans un » autre membre; la marche, qui jusque-là avait procuré au malade » un soulagement temporaire en le soustrayant à ses tristes ré- » flexions, devient bientôt impraticable. S'il veut avancer, en effet, » par une action indépendante de la volonté, il se porte sur la » partie antérieure des pieds et sur les orteils, et, en danger à » chaque pas de tomber sur la face, il se voit contraint d'adopter » le pas de course. A l'époque la plus avancée de la maladie, le » tremblement des membres a lieu même pendant le sommeil, » qu'il interrompt fréquemment; le malade devient incapable de » porter ses aliments à sa bouche, et se voit obligé, pour cet acte » même, de recourir à un secours étranger. Il y a une constipa- » tion opiniâtre, et il faut user fréquemment des purgatifs; quel- » quefois même l'emploi de moyens mécaniques devient nécessaire » pour extraire du rectum les matières fécales. Le tronc est d'une » manière permanente courbé en avant, et le menton appliqué » sur le sternum; les forces musculaires ont partout diminué; la » mastication, la déglutition même, sont difficiles; constamment » la salive s'écoule de la bouche. L'agitation enfin devient plus » violente et plus constante encore; l'articulation des mots est » devenue impossible: les urines comme les matières fécales sont » rendues involontairement; le subdelirium et le coma terminent » la scène. »

Il n'est guère contestable que le travail de Parkinson soit le premier où la paralysie agitante se trouve nettement dégagée des autres états pathologiques, avec lesquels elle présente une ressemblance plus ou moins frappante, de la chorée, par exemple, et des diverses formes de tremblement par intoxication; c'est même très vraisemblablement pour n'avoir pas envisagé les caractères pathologiques dans leur ensemble, dans leur mode d'enchaînement, et pour avoir accordé une valeur trop absolue à tel ou tel phénomène pris isolément, qu'on a cru à plusieurs reprises rencontrer dans les auteurs antérieurs à Parkinson une indication plus ou moins précise de l'affection qu'il a le mérite d'avoir distinguée. C'est bien à tort, par exemple, — du moins à ce qu'il nous semble, — qu'on voudrait retrouver dans la brève description que Sauvages et Sagar (1) ont donnée de la *Scelotyrbe festinans* tous les caractères de la *paralysie agitante*. Seule, en effet, la tendance invincible à

(1) « *Est peculiaris scelotyrbes species in qua ægri solito more dum gradi vo-* » *lunt currere coguntur... Est affinitas cum scelotyrbe, chorea viti; deest flexi-* » *bilitas in fibris musculorum; unde motus breves edunt, et conatu seu impetu* » *solito majori; cum resistentiam illam superare nituntur, velut inviti festinant,* » *ac præcipiti seu concitato passu gradiuntur. Chorea viti pueros, puellasve im-*

marcher rapidement, à courir en avant, a été explicitement mentionnée par les deux nosographes; or, ainsi que nous le verrons, c'est là un symptôme assez habituel sans doute, mais non point pathognomonique de la maladie de Parkinson. Tout en reconnaissant donc que la *Scelotyrbe festinans* et la *paralysie agitante* ont de nombreux points de contact; qu'elles doivent, quant à présent, figurer côte à côte dans le groupe plus compréhensif des *musculations irrésistibles* (1), nous croyons qu'il faut, sous peine d'entretenir la confusion dans un sujet qui n'y prête déjà que trop, maintenir, au moins provisoirement, l'indépendance de ces deux états pathologiques, et les étudier séparément à titre d'espèces morbides distinctes (2).

Depuis la publication du docteur Parkinson, plusieurs auteurs se sont occupés de la paralysie agitante; ils ont en grande partie reproduit la description contenue dans ce travail, les uns en se bornant à la paraphraser, les autres en y introduisant des modifications suggérées par leurs propres observations ou en cherchant à jeter quelque lumière sur la physiologie pathologique de l'affection. Nous citerons surtout parmi ces divers auteurs, Elliotson (3), Marshall-Hall (4), Stokes (5), Graves (6), Todd (7), Canstatt (8), Blasius (9), Basedow (10). Le docteur Romberg dans son ouvrage *sur les maladies du système nerveux* (11), et M. Hasse dans le *Manuel de pathologie*, publié sous la direction de M. Virchow (12),

» *puberes aggreditur; festinia vero senes.* » (Sauvages, *Nosolog. methodica*, class. IV, XXI, 2.) — « *Vidi Vindobonæ virum ultra 50 annos natum qui invitus* » *cucurrit, nec capax erat directionem mutandi ad devianda obstacula, hic simul* » *ptyalismo laborabat.* » (J.-B.-M. Sagar, *System. morbor. symtom.*, class. VII, ord. 4, XXII, 3.)

(1) Roth, *Histoire de la musculation irrésistible, ou de la chorée anomale*, Paris, 1850.

(2) Copland (*A Dictionary of Practical Medicine*, art. PARALYSIS) cite Harscher, Diemerbroeck, Schelhammer et Hamberger, comme ayant décrit la paralysie agitante antérieurement à Parkinson; mais il ne donne pas d'indications qui permettent de vérifier son assertion. Nous ne voyons pas non plus que J. Frank, cité encore par Copland, ait indiqué cette maladie, au moins d'une façon suffisante.

(3) Elliotson, *Principles and Practic. of Medicine*, London, 1839.

(4) Marshall-Hall, *On the Diseases and Derang. of the Nervous System*, 1841, p. 320.

(5) Stokes, *Clinical Lectures*.

(6) Graves, *A System of Clinical Medicine*, Dublin, 1843, p. 714.

(7) Todd, *loc. cit.*

(8) Canstatt, *Im. Correspondenz-Blatt Bayer. Aerzte*, 1842, n° 14.

(9) Blasius, *Stabilitæts Neurosen* (*Archiv für Physiologische Heilkunde*, 1851, s. 225).

(10) Basedow, *Casper Wochenschrift*, 1851, n° 33.

(11) Romberg, *Lehrbuch der Nerven-Krankheiten*, p. 371.

(12) Hasse, *Virchow's Handbuch*, Bd. IV, p. 306.

ont aussi traité, avec quelques développements, de la paralysie agitante (1). En France, nous ne voyons guère que M. le docteur Sée et M. le professeur Trousseau qui aient mentionné cette affection d'une façon explicite, le premier dans son mémoire sur la chorée (2), le second dans une de ses leçons cliniques faites à l'Hôtel-Dieu (3).

Quelle que soit l'importance de quelques-uns des documents que nous venons d'indiquer, la paralysie agitante est sans contredit une affection généralement fort peu connue. Les observations recueillies avec soin et publiées dans tous leurs détails sont très rares; il existe surtout une grande pénurie de renseignements concernant l'anatomie pathologique de cette maladie; aussi espérons-nous qu'on ne lira pas sans intérêt la relation du fait suivant, sur lequel le professeur Oppolzer appelait récemment l'attention de ses auditeurs (4) :

Obs. — Un homme de soixante-douze ans, très maigre et très chétif, fut admis à la Clinique le 20 juin pour y être traité d'un tremblement violent qui le mettait hors d'état de se servir de ses mains. Voici ce qu'a raconté cet homme concernant le début de sa maladie : il n'avait, jusqu'à l'âge de soixante ans, éprouvé aucune maladie sérieuse, lorsque, en 1848, pendant le bombardement de Vienne, il fut conduit par le hasard au milieu du lieu du combat. Là, il fût saisi d'une terreur telle qu'il lui fut impossible de retourner chez lui, et qu'on fut obligé de l'y conduire. A peine s'était-il un peu remis, qu'une bombe vint à éclater près de sa maison, et renouvela son effroi. Quelques heures après ces divers événements, en voulant prendre un peu de nourriture, il s'aperçut qu'il lui était impossible de se servir de ses mains, parce qu'elles étaient prises immédiatement d'un tremblement violent dès qu'il s'agissait d'opérer un mouvement. Il remarqua aussi, peu de temps après, que les membres inférieurs étaient également le siége d'un tremblement: mais celui-ci était beaucoup moins violent et n'empêchait pas la marche. La maladie, non-seulement résista à tous les moyens employés, mais encore s'aggrava progressivement. Le tremblement persistait même pendant le repos du malade, et s'étendit à des muscles qui jusque-là n'avaient point été envahis; enfin il s'y joignit de la paralysie. Au bout de quelques années, le malade se vit dans l'impossibilité de demeurer dans la position verticale; dès qu'il cherchait à se tenir debout, il éprouvait une irrésistible propension à tomber en avant; il lui fallait alors, pour éviter la chute, saisir les

(1) Si nos souvenirs ne nous trompent pas, M. Cohn aurait publié un travail *sur la paralysie agitante* dans un journal allemand, que malheureusement nous n'avons pas pu nous procurer.

(2) G. Sée, *De la chorée et des affections nerveuses en général*, Paris, 1851, p. 110.

(3) Trousseau, *Union médicale*, 8 février 1859.

(4) *Wiener Medizinische Wochenschrift*, 1861, nos 36 et 38. — *Spitals Zeitung*.

objets environnants ou marcher à pas précipités. L'acuité de ses sens et des facultés intellectuelles avait diminué lentement, mais d'une manière progressive.

L'usage du thé, du café ou des boissons spiritueuses, augmentait toujours le tremblement ; l'agitation des membres inférieurs était surtout prononcée le soir, lorsque le malade avait marché pendant la journée.

Il y a environ six mois, les sphincters, celui de la vessie en particulier, furent pris de paralysie ; le malade fut admis alors à l'Hôpital général pour y être traité de ces nouvelles affections, qui, au bout d'un mois, parurent s'être quelque peu amendées.

Il y a cinq semaines, à la suite d'un violent accès de vertige, le malade s'affaissa tout à coup sur lui-même, et se trouva dans l'impossibilité de se relever ; cependant il ne perdit nullement connaissance pendant toute la durée de l'attaque. Depuis cette époque, l'émaciation s'est accrue très rapidement ; la station et la marche ne sont plus possibles que pendant un très court espace de temps, et elles exigent de grands efforts ; en outre, la parole est embarrassée.

Lors de son admission à la Clinique, le malade est dans l'état suivant : amaigrissement très prononcé ; teinte terreuse du tégument externe, dont la surface est recouverte de nombreuses écailles épidermiques ; la sécrétion de la sueur, augmentée au visage, paraît diminuée, au contraire, sur les autres parties du corps ; la température cutanée paraît inférieure à ce qu'elle est dans l'état normal.

Les muscles de la face, de la langue, du cou, ceux des extrémités supérieures, sont le siége de tremblements violents, incessants pendant la veille, et qui ne cessent complétement que lorsque le sommeil est profond. Les extrémités inférieures ne présentent le tremblement que d'une manière périodique, et dans les moments où il y a exacerbation générale de tous les symptômes. Les muscles atteints de tremblement sont en *même temps le siége de contractures*, principalement les muscles du cou et des épaules.

Les pupilles sont également dilatées, et se rétrécissent également sous l'influence de la lumière.

La bouche ne peut être close qu'incomplétement, et la salive coule des deux côtés sur la peau du menton.

Il ne paraît exister aucune lésion viscérale ; seulement il y a un peu de matité en avant et en arrière dans la région correspondant au sommet du poumon droit. En ces points, en outre, l'auscultation fait percevoir une diminution du murmure respiratoire. Les artères temporales et celles des extrémités, l'artère brachiale du côté droit principalement, sont flexueuses et rigides.

Partout la sensibilité est normale. Les muscles réagissent, bien qu'assez faiblement, sous l'influence de l'incitation électrique.

Il y a souvent des vertiges, plus rarement de la céphalalgie L'évacuation des matières fécales a lieu d'une manière normale ; les urines sont alcalines et contiennent une certaine quantité de pus.

Le malade répond très lentement, mais assez nettement, aux questions qu'on lui adresse. La physionomie exprime l'indifférence et l'apathie. On prescrit l'emploi du sous-carbonate de fer (4 grammes en six doses pour trois jours).

Voici maintenant l'indication sommaire des phénomènes observés ultérieurement. Du 22 au 24 juin, il s'établit une diarrhée assez intense, avec selles involontaires, qui cède à l'emploi des lavements laudanisés. On reprend, le 24, l'usage du carbonate de fer, qui avait été supprimé momentanément pendant l'existence de la diarrhée.

25 juin. Le malade a peu dormi la nuit, et il a eu du délire; vers dix heures du matin, il se déclare un accès épileptiforme pendant lequel la tête était convulsivement entraînée à droite pendant que l'œil droit était tourné en dehors et en haut, et l'œil gauche en bas et en dedans. En même temps les paupières et la langue étaient le siége de mouvements d'oscillation continuels, tandis que les muscles du visage et du cou étaient roides et durs. Les membres, tant inférieurs que supérieurs, au contraire, restèrent flasques et n'offrirent que peu de résistance aux mouvements qu'on cherchait à leur imprimer. Pendant cet accès, qui dura environ huit minutes, la respiration et le pouls étaient faibles et irréguliers; la perte de connaissance était absolue.

Pour le cas où de pareils accès viendraient à se répéter, M. Oppolzer prescrit l'emploi des inhalations de chloroforme, qui ne devront pas être poussées jusqu'à la production du narcotisme; ces inhalations devront être suspendues si le malade est pris de sommeil comateux.

Le 1er et le 7 juillet, de nouveaux accès éclamptiques se produisirent, à la suite desquels le tremblement cessa chaque fois, pendant une demi-heure environ, pour se montrer ensuite de nouveau avec sa première intensité. D'ailleurs, la sensibilité générale parut s'émousser et s'amoindrir de jour en jour; le facies présente une expression de stupeur qui rappelle la physionomie des individus atteints de fièvre typhoïde parvenue à la seconde période. Le ventre est ballonné; il y a des selles involontaires; l'urine contient une certaine quantité de carbonate d'ammoniaque, et renferme toujours quelques globules de pus; le malade est plongé dans une sorte de sommeil incomplet, et il est à peu près impossible de fixer son attention. Il ne répond que par des monosyllabes aux questions qui lui sont adressées; les forces diminuent rapidement, et il survient, dans les derniers temps de sa vie, une pneumonie. Le malade succombe le 10 juillet.

Autopsie. — Plusieurs cavernes tuberculeuses au sommet du poumon droit. Hépatisation granuleuse du lobe inférieur du même poumon; les deux ventricules du cœur sont dilatés, et contiennent du sang coagulé; leurs parois musculaires sont décolorées et friables. Induration de la base des valvules aortiques; dilatation et ossification de la crosse de l'aorte. Rate volumineuse; la membrane muqueuse vésicale est rouge, injectée, et la tunique musculaire de la vessie est injectée également; les autres organes abdominaux ne présentaient, d'ailleurs, aucune altération notable.

Les parois de la voûte crânienne sont très minces, et présentent des rugosités à la surface de la table interne. La dure-mère est épaissie et adhérente, çà et là, à la table interne de la voûte du crâne; la pie-mère est opaque, infiltrée de sérosité; il existe également une assez grande quantité de sérosité dans le tissu cellulaire sous-arachnoïdien. Les circonvolutions cérébrales sont amincies; les sillons qui les séparent paraissent plus profonds qu'à l'état normal; la substance corticale est d'un brun pâle, la substance médullaire parfaitement blanche et sillonnée de vaisseaux dilatés; la substance cérébrale est consistante, humide. Dans les ventricules, il existe plusieurs drachmes de sérosité transparente; l'épendyme, principalement au niveau de la corne postérieure, est granuleux. Dans l'épaisseur de la couche optique du côté droit on trouve un kyste apoplectique du volume d'un petit haricot, et dont les parois contiennent du pigment. *Le pont de Varole et la moelle allongée sont très manifestement indurés.* La moelle épinière est consistante; dans les cordons latéraux, principalement à la région lombaire, la substance médullaire est parsemée de stries grises opaques. A l'examen microscopique, on trouve *dans l'épaisseur du pont de Varole et de la moelle allongée une production anormale du tissu conjonctif*, ce qui explique l'induration que présentent ces parties. *Quant aux stries opaques observées dans les cordons latéraux de la moelle, elles dépendent de la présence de tissu conjonctif en voie de développement.*

Il s'agit, en résumé, dans cette observation, d'un homme de soixante-douze ans, chez lequel la maladie s'est déclarée vers l'âge de cinquante-neuf ans, sous l'influence de violentes émotions de frayeur. Le *tremblement caractéristique* se manifesta d'abord dans les mains, puis gagna les membres inférieurs. Plus tard, les muscles du cou, de la face, de la langue, furent pris. Déjà alors cet homme avait *une grande faiblesse des membres et une irrésistible tendance à tomber en avant dès qu'il voulait se tenir debout.* Dans les derniers temps de la maladie, il eut une attaque d'hémorrhagie cérébrale, puis des accès épileptiformes. L'examen nécroscopique fit voir un ancien foyer hémorrhagique dans la couche optique du côté droit, et l'on trouva, en outre, *une induration du bulbe rachidien et de la protubérance annulaire, ainsi que des cordons latéraux de la moelle épinière, surtout à la région lombaire, induration constituée par un développement anormal du tissu conjonctif de ces organes.*

La lecture de cette intéressante observation nous a suggéré l'idée d'en rapprocher les descriptions et les faits cliniques rapportés par les auteurs que nous avons cités, et d'esquisser, à l'aide de ces matériaux, une courte histoire de la paralysie agitante. Cette histoire, pour laquelle nous mettrons encore à profit plusieurs cas qui ont été pendant longtemps soumis à notre observation, sera nécessairement fort incomplète; mais elle aura du moins, nous l'espérons, l'avantage d'indiquer, en même temps que les points définitivement acquis à la science, les nombreuses lacunes qui restent à combler.

Il conviendra, en conséquence, d'exposer d'abord dans tous

leurs détails les circonstances variées qui composent l'histoire de la maladie : symptômes fondamentaux ou accessoires, considérés, soit isolément, soit dans leur mode d'enchaînement réciproque; résultats fournis par l'examen nécroscopique, données étiologiques; tentatives thérapeutiques. Après cela seulement, il sera permis de rechercher jusqu'à quel point il est possible d'interpréter ces divers faits pathologiques au point de vue de la physiologie actuelle.

CHAPITRE PREMIER.

I. — SYMPTÔMES, MODE D'ÉVOLUTION, PRONOSTIC DE LA PARALYSIE AGITANTE.

A. *Tremblement.* — Le tremblement constitue en réalité le symptôme fondamental de la paralysie agitante; bien que, considéré abstractivement et au seul point de vue de la forme, il ne présente dans cette affection aucun caractère vraiment pathognomonique, il s'y montre habituellement avec un degré d'intensité et accompagné de circonstances qu'on ne retrouve guère ailleurs; aussi en ferons-nous l'objet d'une étude particulière. C'est lui qui, dans la majorité des cas, ouvre la scène morbide, et il affecte tout d'abord l'un des membres; quelquefois cependant il se montre en premier lieu à la tête. Enfin il n'est pas très rare de le voir porter presque simultanément, soit sur les membres supérieurs et inférieurs d'un même côté du corps, soit sur les deux membres supérieurs, soit encore sur les deux membres inférieurs. Si le membre supérieur d'un côté, comme cela est le plus fréquent, a été seul pris tout d'abord, le tremblement apparaîtra ensuite tôt ou tard dans le membre inférieur du même côté. Il est des cas où, pendant longtemps, les troubles morbides restent ainsi limités, de manière à constituer ce qu'on a quelquefois appelé la *forme hémiplégique* de la paralysie agitante.

Obs. — Marshall-Hall (*loc. cit.*) a rapporté un fait de paralysie agitante hémiplégique qu'il a pu longtemps observer : Macleod, âgé de vingt-huit ans, est affecté de faiblesse et d'agitation du bras droit et de la jambe, augmentées par toutes les causes d'agitation ou par le mouvement ; on voit bien cet effet se produire, lorsque cet homme marche ou lorsqu'il passe sa canne d'une main à l'autre ; il y a, en outre, une oscillation latérale toute particulière des yeux, un léger bégayement, et une articulation défectueuse.

Nous devons à l'obligeance de notre collègue M. le docteur Hillairet (1) de pouvoir consigner ici un fait du même genre, qu'il a observé à l'hôpital Saint-Louis.

Obs. — Le nommé André X..., âgé de soixante ans, marinier, demeurant à Juvisy-sur-Orge, est entré, le 1er avril 1861, au pavillon Gabrielle, chambre 21, à l'hôpital Saint-Louis. C'est un homme d'un tempérament sanguin, d'une forte constitution ; il a été sujet depuis dix ans jusqu'à vingt-huit ans à des migraines qui duraient cinq à six jours et qui se montraient surtout intenses dans la seconde partie de la journée. — Il a éprouvé, il y a cinq ou six ans, un lumbago qui a duré une quinzaine de jours ; à part cela, aucune affection rhumatique ; d'ailleurs, il a toujours joui d'une bonne santé. Il n'a jamais fait d'excès, mais il a toujours beaucoup travaillé manuellement sans cependant que l'un de ses membres supérieurs fût plus exercé ou fatigué que l'autre ; pas de maladies nerveuses chez les ascendants ou collatéraux. L'affection pour laquelle il entre à l'hôpital a débuté insensiblement et progressivement, il y a un an, par le membre supérieur droit, sans cause appréciable. Plus tard, le membre inférieur correspondant a été agité du même tremblement ; les membres du côté gauche sont toujours restés indemnes ; ce tremblement n'a été accompagné, à aucune époque, de douleurs, ni dans les membres agités, ni ailleurs.

Etat actuel. — Le membre supérieur droit est agité d'un tremblement continuel. Le tremblement est rémittent au membre inférieur correspondant ; il est beaucoup plus prononcé, plus désordonné au premier qu'au second. Au membre supérieur, il consiste en une succession de flexions et d'extensions de la main sur l'avant-bras, les mouvements d'extension étant d'ailleurs moins prononcés que ceux de flexion. Le malade fait cesser le tremblement lorsqu'il applique brusquement la main sur un objet, ou lorsqu'il la porte derrière le dos, quand il la pose solidement sur un plan résistant ou quand il lui fait exécuter les mouvements de pronation et de supination. C'est, dans la demi-pronation, lorsqu'il abandonne le bras à lui-même et qu'il ne fait aucun effort énergique que le tremblement est le plus prononcé. L'extension ou l'occlusion forcée de la main fait encore disparaître momentanément l'agitation ; mais elle reparaît bientôt faible d'abord, puis de plus en plus énergique. Le tremblement du pied a pour centre d'action, l'articulation tibio-astragalienne ; il est moins prononcé que celui de la main et se manifeste surtout lorsque le pied ne repose pas à terre ou lorsqu'il n'y est pas appuyé en totalité. Le malade assure qu'il

(1) M. le docteur Hillairet a recueilli à l'hospice des Incurables et à l'hôpital Saint-Louis plusieurs observations très intéressantes de paralysie agitante, qu'il a bien voulu mettre à notre disposition, et dont nous avons tiré profit pour ce travail.

est aussi fort et aussi adroit du bras droit que du bras gauche. Pas de douleurs dans les membres affectés, seulement un sentiment de fatigue s'y prononce lorsque le tremblement y a été intense. La sensibilité et la contractilité y sont parfaitement intactes; aucun autre trouble appréciable du système nerveux, si ce n'est que le caractère est devenu irritable. La nutrition des parties affectées n'est en rien modifiée. Le malade a été électrisé trois fois à trois jours d'intervalle; à la suite de ce traitement il assure pouvoir maîtriser son tremblement pendant plus longtemps qu'il ne pouvait le faire auparavant. A ce moment il est obligé de sortir de l'hôpital pour ses affaires; il n'y reparaît plus.

Notre collègue, M. le docteur Axenfeld, nous a communiqué une observation recueillie à l'Hôtel-Dieu dans son service, et qui offre aussi un exemple remarquable de paralysie agitante limitée au côté droit du corps.

Plus tard, il en a été du moins ainsi dans les cas où le développement de la maladie a pu être suivi jusqu'à sa dernière période, le tremblement envahit successivement le bras, la jambe du côté opposé, et la tête enfin, si déjà elle n'a été atteinte. Les mains sont à peu près constamment les parties où il révèle surtout son intensité.

Dès son apparition, le tremblement présente déjà des caractères bien tranchés qui peuvent, par la suite, s'exagérer singulièrement, mais en conservant toutefois leur forme originelle. Il consiste en oscillations régulières et, pour ainsi dire, rhythmiques : ainsi, les bras sont-ils privés d'appui; on voit les mains, supposées en pronation, se porter alternativement, soit de dedans en dehors et de dehors en dedans, soit de haut en bas et de bas en haut; ou bien encore, ce qui est peut-être le plus fréquent, l'oscillation se fait dans une direction oblique intermédiaire aux deux directions que nous venons d'indiquer. Si le malade saisit et veut porter un objet un peu lourd, le sens des oscillations devient encore plus complexe, car aux mouvements latéraux, verticaux ou obliques, s'entremêlent des mouvements alternatifs et plus ou moins étendus de pronation et de supination. S'il vient enfin à presser la main du médecin, celui-ci reconnaît que la pression ainsi exercée s'accompagne de secousses plus ou moins marquées coïncidant avec les mouvements oscillatoires qu'exécute la main, bien qu'en ce moment même elle soit soutenue.

Dans les membres inférieurs, le tremblement se fait aussi dans des sens variés, et, de même que cela a lieu pour les membres supérieurs, c'est à l'extrémité des leviers, c'est-à-dire aux pieds, qu'il se manifeste dans toute sa force. Le malade est-il debout, on le voit osciller tantôt d'avant en arrière et réciproquement, tantôt ses deux genoux s'écartent et se rapprochent alternativement. Ce dernier mouvement oscillatoire peut se montrer encore parfois alors que le malade est assis, ou bien, dans cette même attitude, il y a dans quelques cas soulèvement et abaissement successifs des pieds, de manière à déterminer une sorte de percussion rhythmique du sol, ainsi qu'on le voit par l'exemple suivant, que nous empruntons à M. Toulmouche :

Obs. — M. J..., homme de loi, âgé de soixante-seize ans, d'un tempérament sanguin, commença à éprouver, à soixant-seize ans, un tremblement des extrémités inférieures, qui augmenta progressivement, au point qu'il devint nécessaire de placer une peau de mouton sous ses pieds pour empêcher que les audiences de la cour, dont il était président, ne fussent troublées par le bruit qu'occasionnait la percussion continuelle de ceux-ci sur le plancher. Une fois debout, il n'éprouvait rien de semblable. Peu à peu les mouvements involontaires envahirent les bras ; il éprouva à plusieurs reprises des congestions cérébrales, et les facultés intellectuelles diminuèrent.

Depuis un an, la marche était devenue difficile et irrégulière ; il était porté malgré lui en avant, en pas étendus et précipités, dont la vitesse diminuait peu à peu si la progression continuait, tandis que, s'il se présentait un obstacle mécanique à la marche, le malade semblait menacé de perdre l'équilibre, et était obligé, pour éviter de tomber, de se cramponner au premier corps qui s'offrait à lui. Plus tard, il succomba à une affection cérébrale (1).

Agitée par le tremblement, la tête oscille de droite à gauche, et réciproquement, ou bien, — et c'est là le cas le plus ordinaire, — le mouvement se montre complexe, mélangé qu'il est d'oscillations latérales et antéro-postérieures.

En général, le tremblement persiste d'une manière continue pendant l'état de veille ; c'est exceptionnellement qu'on y observe des périodes de repos plus ou moins longues alternant avec des périodes d'agitation. Aussi ne ferions-nous pas entrer dans la caractéristique de la maladie ce trait indiqué par Parkinson, à savoir que « si, par suite d'un brusque changement de position, le tremblement cesse dans un membre, il reparaît bientôt dans un autre membre. » Nous pensons de même qu'il faut en exclure cette autre particularité signalée par le docteur Spiess, à savoir que le tremblement de la paralysie agitante se montre sous forme d'accès plus ou moins longs, plus ou moins violents, et qui prennent quelquefois le caractère de véritables accès convulsifs (2). Mais si

(1) Toulmouche, *Mémoires de l'Académie de médecine*, t. II, 1833, p. 371 ; et Roth, *Mémoire cité*, p. 48.

(2) Spiess, *Pathologische Physiologie*, Francfort-sur-le-Mein, 1857, 1 Abth., p. 91.

nous soutenons que le tremblement, dans l'état de veille, est continu, ou peu s'en faut, nous ne voulons pas dire par là qu'il n'offre aucune variation d'intensité. Il existe même telles influences qui très manifestement ont le pouvoir de l'amoindrir ou de le suspendre momentanément, pourvu toutefois que la maladie ne soit pas encore parvenue à une époque trop avancée de son développement. Il cesse, par exemple, à peu près complétement dès que l'avant-bras et la main reposent dans toute leur longueur sur un point d'appui solide. Du reste, le moindre soutien appliqué à l'avant-bras suffit pour diminuer considérablement l'étendue et la force des oscillations. En général, l'agitation est plus marquée dans la station verticale qu'elle ne l'est dans l'attitude assise. Il y a cependant des exceptions à cette règle, ainsi qu'on le voit par l'observation rapportée par M. Toulmouche : ici le tremblement des membres inférieurs, si prononcé lorsque le malade restait assis, cessait pour peu qu'il se levât. On peut, dans certains cas, comme l'a vu le docteur Blasius (1), suspendre momentanément le tremblement en appelant fortement l'attention du malade, en lui adressant, par exemple, des questions imprévues, ou par quelque autre moyen analogue. L'influence de la volonté, un effort énergique, peuvent avoir encore le même résultat (2).

S'il est des influences qui tendent à limiter la force et l'étendue des oscillations, il en est d'autres, par contre, qui agissent en sens inverse. La station verticale succédant à l'attitude assise est, on l'a vu, l'une de ces influences; on peut en dire autant de la plupart des actes qui réclament l'emploi des parties agitées; jamais, en effet, le tremblement ne se montre aussi énergique qu'alors que le malade veut faire usage de ses mains dans une intention quelconque, pour se vêtir, par exemple, ou pour manger; mais c'est dans l'action de boire qu'il s'exagère surtout : le verre est tellement oscillant que le liquide est souvent renversé : les deux mains doivent alors être employées, et même, si l'agitation de la tête est moindre que celle des membres supérieurs, le malade saisit d'abord avec ses lèvres le bord de son verre, auquel il porte ensuite les mains; après quoi, grâce à ce triple point d'appui, il lui devient possible, en se redressant, de boire sans aide. S'il s'agit de marcher, dans les cas où l'affection est encore peu intense, le tremblement des membres inférieurs, d'abord plus ou moins accusé, s'amoindrit quelquefois ou même disparaît après quelques pas ; mais le plus communément, au contraire, l'agitation de ces membres s'exaspère et se communique même aux autres parties du

(1) *Loc. cit.*
(2) Elliotson, *loc. cit.*

corps. D'ailleurs, nous verrons plus loin que les mouvements nécessités par la station et surtout par la locomotion offrent, à une période plus avancée, des troubles considérables. Il importe de noter que le tremblement s'accroît encore par l'usage des boissons excitantes, telles que les liqueurs alcooliques, les infusions de thé, de café, etc. Les émotions les plus diverses, pour peu qu'elles aient quelque intensité, agissent dans le même sens et de la façon la plus remarquable.

Tout ceci est relatif à l'état de veille; pour ce qui concerne l'influence du sommeil sur les phénomènes extérieurs de la paralysie agitante, elle a été diversement appréciée par les auteurs. D'après les uns, le sommeil suspendrait toujours le tremblement; d'après les autres, — et Parkinson est de ce nombre, — il ne le modifierait point. Tout porte à croire que ces derniers n'ont observé cette circonstance que dans des cas où le sommeil était peu profond; nous sommes, pour notre compte, fort disposés à admettre l'effet suspensif d'un profond sommeil; au moins chez les malades que nous avons observés, cet effet était-il bien marqué. Il en était de même dans le cas rapporté par M. Oppolzer, bien que la maladie fût d'ailleurs très intense. De son côté, M. Blasius (*loc. cit.*), qui paraît avoir étudié ce point d'une manière toute spéciale, aurait vu le sommeil, pourvu qu'il fût profond, amener toujours la cessation des troubles du mouvement.

Pour en finir avec les circonstances qui peuvent exercer une influence plus ou moins puissante sur le tremblement de la paralysie agitante, nous devons signaler encore les particularités suivantes : Dans un de ces cas rapportés par Parkinson, une hémiplégie s'était déclarée pendant le cours de la maladie; tant que dura cette hémiplégie, le tremblement cessa d'exister dans les parties paralysées; mais il s'y montra de nouveau dès que la paralysie eut cessé. M. le docteur Hillairet a observé aussi un cas de paralysie agitante datant de dix ans, et dans lequel une hémiplégie diminua très notablement le tremblement du bras paralysé. — M. Lebert (1) a vu à Breslau deux cas dans lesquels le tremblement, qui avait résisté à toutes les médications, disparut dans la dernière période de la maladie, alors que des affections intercurrentes graves, et bientôt suivies de mort, se furent manifestées. — On voit enfin, dans l'observation du professeur Oppolzer, le tremblement se suspendre, à deux reprises, pendant une demi-heure environ, à la suite d'accès éclamptiques, mais chaque fois reparaître ensuite avec sa première intensité.

Un des caractères du tremblement, dans la paralysie agitante,

(1) Lebert, *Handbuch der praktischen Medizin*, Tubing, 1860, Bd. II.

c'est que, la maladie suivant sa marche naturelle, il subit une augmentation fatalement progressive. L'agitation de la tête, mais surtout celle des membres, deviennent avec le temps de plus en plus intenses : à un moment donné les malades sont souvent incapables de se servir eux-mêmes; il faut qu'on les habille, qu'on les fasse boire et manger; le tremblement des membres inférieurs participe, à son tour, à cette aggravation; on a pu voir alors les deux genoux s'entre-choquer sans relâche, et avec une violence telle qu'on fut conduit à imaginer un appareil destiné à amortir les chocs et à prévenir les excoriations (1). On conçoit de reste que, en pareil cas, la locomotion, si elle est encore possible, doive offrir des troubles profonds et variés; mais c'est là un point embarrassant sur lequel nous reviendrons plus particulièrement.

Habituellement le tremblement reste limité aux muscles des membres et du cou; on peut voir cependant, dans quelques cas à la vérité exceptionnels, les muscles de la face, des mâchoires, de la langue, ceux des globes oculaires même, présenter des contractions involontaires; alors l'articulation des mots, la mastication, la déglutition même deviennent difficiles; l'écoulement involontaire de la salive se trouve notée par plusieurs observateurs (2).

B. *Symptômes accessoires.* — *a.* L'*irritabilité musculaire* des parties agitées paraît se conserver intacte; si, dans le cas du professeur Oppolzer, cette propriété a paru affaiblie, il est juste de remarquer que la maladie s'accompagnait de complications tout à fait insolites. — On peut en dire autant de la *sensibilité* des diverses parties du corps; elle n'offre, en général, aucun trouble; il n'y a point le plus souvent d'anesthésie cutanée, pas d'hyperesthésie. Cependant, dans un cas observé par le professeur Romberg, des douleurs mobiles se manifestaient habituellement, non-seulement dans les parties atteintes de tremblement, mais aussi dans les parties restées indemnes. L'apparition de ces douleurs coïncidait d'ailleurs avec une exagération de l'agitation des membres affectés (3). Dans un autre fait rapporté par le même auteur, il s'agit d'une femme atteinte de tremblement de la main gauche, et qui éprouvait des douleurs dans le pouce de cette main et le bras correspondant; ces douleurs, qui paraissaient être de nature rhumatismale, avaient précédé le tremblement (4). Dans le cas déjà mentionné de M. Axenfeld, le malade offrait une diminution pro-

(1) Romberg, *loc. cit.*
(2) Parkinson, Trousseau, Oppolzer.
(3) Romberg, *Klinische Ergebnisse*, Berlin, 1846, p. 59.
(4) Romberg, *Klinische Wahrnehmungen*, Berlin, 1851, p. 36

noncée de la sensibilité à la douleur et au froid dans la moitié du corps affectée de tremblement, et la température de la peau y était un peu augmentée. Nous ignorons sur quels documents se fonde M. Hasse pour admettre qu'une sensibilité exagérée se développe, dans les derniers temps de la maladie, sur tous les points du corps; nous ne trouvons pas cette particularité signalée dans les observations que nous avons relevées; c'est sans doute là un phénomène exceptionnel; nous en disons autant d'une *douleur plus ou moins vive siégeant à la partie postérieure de la région* cervicale, et que M. Blasius aurait observée plusieurs fois. — Il faut, quant à présent, ranger parmi les complications rares des *contractures* et un sentiment de roideur presque invincible survenant dans des membres atteints de tremblements, et qui, ainsi que cela avait lieu chez un de nos malades, peuvent s'accompagner de douleurs intolérables; il en est de même de l'*hémiplégie*, des *accès épileptiformes*, notés dans certains cas. Mais il paraît constant qu'une *faiblesse* générale et plus ou moins prononcée vient tôt ou tard se surajouter au tremblement, et rendre la situation plus pénible encore; à ce propos, il ne faut pas oublier que cet affaiblissement musculaire, qui n'appartient d'ailleurs qu'aux dernières périodes, peut n'être qu'apparent, et que la maladresse, l'incertitude des mouvements simulent parfois, à s'y méprendre, la véritable débilité. Mais il est des cas où cette faiblesse est tellement prononcée que les malades deviennent incapables de quitter leur lit, et même d'y exécuter des mouvements volontaires quelque peu étendus. M. Hillairet nous a communiqué l'histoire d'un homme qui, atteint de paralysie agitante à la suite d'une terreur profonde, s'est vu promptement réduit à cette triste condition.

b. Par le fait même de la généralisation et de l'augmentation d'intensité du tremblement, auquel vient s'adjoindre ensuite la faiblesse musculaire, les fonctions locomotrices subissent nécessairement une perturbation plus ou moins profonde; la station est pénible, vacillante; la démarche chancelante, incertaine : à chaque pas le malade se sent menacé de tomber, alors même qu'il ne rencontre pas d'obstacle qui s'oppose à la progression; ici les actes locomoteurs, quelque troublés qu'ils puissent paraître, ne s'éloignent cependant pas encore très sensiblement du mode normal. Ces cas-là sont les plus simples, et probablement aussi les plus nombreux. Il en est d'autres où, aux symptômes précités, vient s'ajouter un singulier phénomène, auquel les auteurs ont, pour la plupart, accordé une grande importance, et que Parkinson ainsi que Todd et Romberg ont même fait figurer dans leurs définitions descriptives de la maladie; nous voulons parler de la *propulsion irrésistible* qu'on trouve, en effet, signalée dans un assez bon nombre d'observations. Les malades qui présentent ce symptôme sont dans l'impossibilité de marcher lentement ; ils sont contraints de prendre toujours une allure rapide, et une fois lancés, ce n'est plus qu'à grand'peine qu'ils peuvent s'arrêter ; il est probable que, quelquefois au moins, cette tendance à la propulsion n'est qu'apparente, ou, en d'autres termes, qu'elle dépend de l'agitation convulsive des membres, jointe à la faiblesse ; cette agitation a pour effet de rendre l'équilibre très instable : aussi le malade est-il instinctivement conduit à pencher son corps en avant, il se sent, pour ainsi dire, obligé de courir après son centre de gravité, qui se trouve constamment déplacé (1) ; c'est pourquoi on le voit, les pieds fortement étendus, et se dressant, sur les orteils, marcher avec une précipitation singulière, et courir même pour ressaisir son équilibre ; mais à chaque instant, menacé de faire une chute en avant, il étend ses bras, cherchant partout un point d'appui. Toutefois, cette interprétation ne s'applique certainement pas à tous les cas, car il est des sujets atteints de paralysie agitante qui, avec un tremblement relativement peu intense, présentent cependant une tendance à la propulsion des plus marquées ; celle-ci, d'ailleurs, peut être remplacée, comme on va le voir, par une tendance inverse et plus remarquable encore.

Graves a rapporté un exemple très intéressant de paralysie agitante, avec tendance à la rétrocession « Lorsqu'il voulait marcher, » le malade était obligé de se faire balancer, puis pousser par une » autre personne, comme une pièce d'un mécanisme. Une fois » parti sur un sol uni, il allait très bien pendant un certain temps ; » mais, s'il était arrêté par un obstacle ou par une inégalité de » terrain, il était entraîné à courir en arrière, en droite ligne, jus- » qu'à ce qu'il pût être arrêté, soit par quelqu'un, soit par un sou- » tien quelconque ; et il courait ainsi si irrésistiblement, qu'il n'au- » rait certainement pas pu éviter de tomber dans un précipice s'il » s'en fût trouvé un derrière lui (2). M. Romberg a observé un fait du même genre, et non moins remarquable ; mais ici la tendance au recul n'était pas aussi irrésistible ; le malade parvenait à la combattre en prenant certaines attitudes ; il penchait d'abord fortement la tête en avant ; puis, afin d'élargir sa base de sustentation, il écartait fortement l'un de l'autre les deux membres inférieurs ; il croisait en même temps les mains derrière son dos.

Nous ne croyons pas qu'il existe, quant à présent, d'exemples de paralysie agitante où les autres formes de la musculation irrésistible, la rotation suivant l'axe vertical, le mouvement de ma-

(1) Trousseau, *loc. cit.*
(2) Graves, *loc. cit.*

nége, etc., aient été observés; mais il en est où la démarche était remarquablement sautillante, de manière à présenter le tableau de certaines chorées anomales (1). Quoi qu'il en soit, un point sur lequel les observations concordent pour la plupart, c'est que la tendance à la propulsion, comme la tendance au recul, n'appartient pas aux premières périodes de la paralysie agitante; ce sont des phénomènes de la seconde époque, et encore ne sont-ce point des phénomènes constants, car il est tels sujets qui, pendant tout le cours de leur affection, n'en ont pas présenté de traces. D'ailleurs, ils peuvent se montrer, comme on sait, et se montrent même le plus souvent, sans qu'il y ait aucun symptôme de la paralysie agitante. Aussi, quelle que soit leur fréquence dans cette maladie, et quelle que soit leur importance, en tant qu'ils contribuent à lui imprimer souvent une physionomie particulière, ils ne sauraient être inscrits au rang des symptômes caractéristiques.

c. — *Les facultés intellectuelles* conservent, dans les premières périodes de la paralysie agitante, une netteté remarquable, et qui constraste vivement avec la perturbation des fonctions locomotrices. On constate il est vrai, dès cette époque, chez certains sujets, et cette particularité est très accusée chez un de nos malades, une hésitation, une lenteur très marquée des réponses; mais cette lenteur pourrait bien être due à une difficulté d'accommodation des agents de la parole, plutôt qu'à une obnubilation réelle de l'intelligence; car souvent les réponses, si on les examine en elles-mêmes, témoignent, au contraire, d'une compréhension très claire et très exacte; plus tard, en général, les facultés psychiques s'affaissent décidément; en même temps l'on observe, dans certains cas, tous les signes d'une caducité précoce (2). Quant à la somnolence, au délire et autres symptômes cérébraux mentionnés par les auteurs, ce sont ou des phénomènes ultimes ou encore les résultats de quelque complication fortuite.— La circulation et la respiration n'offrent aucun désordre pendant toute la durée de la maladie. Les fonctions digestives s'exécutent longtemps sans trouble appréciable, à part une constipation très opiniâtre, et qui exige même quelquefois l'intervention des moyens mécaniques; l'appétit est conservé, il n'y a pas d'exagération de la soif; en même temps, la nutrition générale s'exécute suivant le type normal; mais, à une époque plus ou moins avancée, ou seulement dans les derniers temps de la maladie, toutes ces fonctions se dérangent; l'appétit

(1) De là vient sans doute le nom de *synclonus ballismus* que Mason Good avait donné à la maladie.
(2) Trousseau, *loc. cit.*

se perd, il survient un amaigrissement rapide ; puis il y a des évacuations involontaires d'urine et de matières fécales ; et, quand les choses en sont venues là, des eschares ne tardent pas à se déclarer, précédant de peu la terminaison fatale.

Quant à présent, on ne possède, que nous sachions, aucun renseignement concernant la constitution chimique de l'urine, dans les cas bien prononcés de paralysie agitante ; cette question, cependant, aurait dû être l'objet d'études attentives, depuis que Bence Jones a fait voir que, dans certaines maladies où il y a augmentation permanente des actions musculaires, dans la chorée, par exemple, et dans le *delirium tremens*, la quantité des sulfates excrétés avec l'urine s'accroît, tandis que la quantité des phosphates ne s'élève pas au-dessus du taux normal (1). — On a dit que, dans la paralysie agitante, les facultés génératrices s'éteignent prématurément (2).

C. — Après cette exposition analytique des symptômes constitutifs de la paralysie agitante, il conviendrait de montrer, par une vue d'ensemble, comment ils se succèdent et s'enchaînent, et d'indiquer ainsi les phases diverses que subit l'affection pendant son cours ; mais le tableau si saisissant que nous avons présenté déjà, d'après Parkinson, peut nous dispenser de ce travail. Nous nous bornerons donc à insister plus particulièrement sur les traits qui suivent. — La paralysie agitante est une affection de longue durée : celle-ci, en effet, dans les cas assez rares d'ailleurs, où l'observation a pu la mesurer depuis l'origine jusqu'à la terminaison fatale, a été, en moyenne, de huit, dix ou même quinze ans. — Habituellement il n'y a point de prodromes, et le tremblement est le premier phénomène qui attire l'attention du malade. Mais comme le médecin n'est ordinairement consulté que longtemps après l'apparition de ce symptôme, il serait fort possible que dans un certain nombre de cas on eût omis de mentionner quelques troubles morbides qui, à bon droit, auraient pu être relevés à titre de phénomènes prodromiques. Ainsi, une malade que nous observons actuellement, malade assez intelligente d'ailleurs et dont la mémoire n'a subi jusqu'ici que de faibles atteintes, nous apprend que pendant un an au moins, avant qu'elle n'eût commencé à trembler, elle était sujette à une sorte de vertige presque continuel, qui rendait la marche incertaine et qu'elle compare à une sorte d'ivresse. Ce vertige qui, au bout de six mois de durée, était devenu assez in-

(1) Bence Jones, *On the Variations of the Sulfates in the Urine in Disease*, in *Philosophical Transactions*, 1850, p. 668.
(2) Trousseau, *loc. cit.*

tense pour occasionner plusieurs fois des chutes, disparut complétement au bout d'un an, au moment même où le tremblement commença à agiter le bras gauche. — Quelquefois le début est brusque, mais en général il s'opère d'une manière graduelle. — La maladie, une fois constituée, est essentiellement continue, progressive et envahissante ; des rémissions, des temps d'arrêt plus ou moins passagers ou durables peuvent s'y produire sans doute, soit spontanément, soit sous l'influence des médications ; mais, à en juger d'après les faits recueillis jusqu'ici, tôt ou tard elle doit reprendre sa marche fatale. Un membre est pris d'abord, puis un autre, puis un autre encore, et en même temps que les troubles morbides se généralisent, ils s'aggravent. Nous avons fait allusion déjà (A) à un certain nombre de cas où le tremblement a paru s'être définitivement limité aux deux membres d'un même côté du corps ; mais cette forme hémiplégique ne représente elle-même très vraisemblablement qu'un état transitoire. Ainsi, tel malade chez lequel elle a existé pendant plusieurs années, a vu par la suite le tremblement envahir d'autres parties du corps. Voici un fait de ce genre observé par M. Romberg.

Obs. — Nous avons observé, dit le docteur Romberg, chez un portier âgé de trente-sept ans, un tremblement paralytique qui s'est limité à une moitié du corps. Depuis trois ans, il a un tremblement incessant de l'extrémité inférieure gauche ; le bras gauche s'est pris à son tour, il y a un an. La nutrition et la sensibilité de ces membres sont normales, seulement, de temps en temps, ils sont le siége de douleurs déchirantes qu s'étendent même aux parties saines et qui chaque fois sont accompagnées d'un accroissement du tremblement. Toutes les fonctions s'exécutent sans roubles. Un traitement (application de sangsues à l'anus, sulfureux) institué en vue de la suppression d'un flux hémorrhoïdaire qui eut lieu, il y a quelques années, parut d'abord suivi d'un bon effet, car le tremblement avait diminué ; mais l'amélioration ne fut que passagère ; plus tard, en raison de la nature rhumatique des douleurs, et du soulagement que procuraient aux malades les sueurs abondantes, on eut recours aux bains de vapeur, mais sans effet marqué. (Romberg, *Klinische Ergebnisse*. Berlin, 1846, p. 59.)

Nous trouvons la seconde partie de l'histoire de ce malade dans les *Klinische Wahrnehmungen*, dont la publication est de cinq ans postérieure à celle des *K. Ergebnisse*.

L'état de ce portier atteint de tremblement paralytique dont il a été parlé dans la première partie de ce travail, n'a fait qu'empirer malgré les médications auxquelles cet homme n'a cessé d'être soumis. Les membres du côté gauche étaient autrefois seuls atteints de tremblement ; mais en janvier 1847, le malade étant entré à la Clinique pour y être traité d'un ictère intense, le bras et la jambe du côté droit furent envahis à leur tour ; en même temps, la faiblesse des membres et l'intensité du tremblement se sont remarquablement exagérées. (*K. Wahrnehm.* Berlin, 1851, p. 36.)

D'un autre côté, après être resté pendant de longues années limité aux membres supérieurs, le tremblement peut envahir enfin les membres inférieurs; un exemple de ce genre s'est présenté récemment à l'un de nous à l'hospice de Larochefoucault.

Obs. — Une femme âgée de soixante-dix ans, d'ailleurs assez bien portante, est affectée, depuis dix ans, d'un tremblement rhythmique très prononcé des mains et assez marqué de la tête : on ne peut, dans ses antécédents, rencontrer aucune cause appréciable. Il n'y a pas eu d'émotions vives dans le temps qui a précédé le début; il n'y a jamais eu de rhumatisme articulaire ou musculaire; la malade d'ailleurs n'a pas été exposée à l'action prolongée du froid humide. Le tremblement d'abord peu sensible, augmente progressivement; il se compose d'oscillations qui se font dans un sens intermédiaire aux sens horizontal et vertical; il s'arrête un peu par l'effort de la volonté; il s'arrête complétement quand la malade est couchée, à peu près complétement quand les bras sont appuyés. Cette femme, il y a trois semaines environ, étant dans la rue, fut prise de tremblement avec faiblesse des membres inférieurs. Le tremblement a été assez violent pour qu'elle ait failli tomber et qu'on ait été obligé de la ramener en voiture à l'hospice. Cette sorte d'accès ayant cessé, le tremblement fut un peu calmé; mais il existe encore aujourd'hui d'une manière très marquée. La sensibilité, l'intelligence, la mémoire n'ont reçu aucune atteinte.

Les cas où, l'évolution de la maladie subissant une sorte d'arrêt de développement, le tremblement reste, comme on l'a vu par les exemples cités plus haut, limité pendant longtemps à un ou deux membres, semblent être malheureusement les plus rares. Habituellement l'extension rapide de l'agitation convulsive témoigne, dès l'origine, du caractère fâcheux de l'affection.

D. — Après tout ce qui précède, nous avons peu de chose à ajouter relativement au pronostic de la paralysie agitante. Dans les premières périodes, lorsque le tremblement est peu considérable, pour qui n'a pas présent à l'esprit la progression ordinaire des troubles morbides, il semble s'agir là d'une incommodité peu sérieuse; dans une période plus avancée, quand les quatre membres et la tête sont envahis, si l'agitation est très prononcée, ce n'est plus une simple incommodité, c'est une infirmité grave qui, obligeant le malheureux patient à emprunter un secours étranger pour tous les actes de la vie individuelle et sociale, le réduit à une servitude définitive, et devient ainsi la source de tourments moraux incessants. Mais ce n'est point encore envisager dans toute son étendue la gravité de l'affection : dès les premiers développements, pour peu qu'elle soit bien et dûment reconnue, la paralysie agitante doit inspirer les craintes les plus sérieuses ; il y va de la vie même du malade ; la terminaison funeste doit en effet apparaître au médecin comme la conséquence possible de la maladie dans un avenir plus ou moins éloigné. Les cas dans lesquels la tendance progressive et envahissante se manifeste dès l'origine, paraissent être d'ailleurs les plus graves. Plus tard on pourra tirer des troubles morbides divers qui viennent se surajouter au tremblement, quelques données importantes relatives au pronostic. Ainsi, l'affaiblissement et surtout la paralysie de la motilité, la débilitation de la mémoire et de l'intelligence démontrent que les atteintes du mal deviennent de plus en plus profondes. Il est permis de penser aussi que les exemples dans lesquels il se manifeste une perturbation dans les fonctions locomotrices, telles que propulsion, tendance au recul, sont plus graves que ceux où la démarche, tout en étant plus ou moins incertaine et vacillante, reste cependant conforme au mode normal. Il est à peine besoin de rappeler que les derniers moments sont proches, lorsqu'on voit survenir le *subdelirium*, l'état comateux, les déjections involontaires, les eschares de la région sacrée, chez un malade atteint depuis longtemps et arrivé aux périodes extrêmes de l'affection.

Voilà sans doute un pronostic fort triste, d'autant plus que, ainsi que nous le verrons plus loin, la thérapeutique est à peu près impuissante contre les progrès du mal. Il est cependant une considération qui, jusqu'à un certain point, doit atténuer la portée de ce pronostic. Lorsqu'une affection assez rare, comme paraît l'être la paralysie agitante, n'a été encore que peu étudiée, on ne remarque et l'on ne consigne que les cas les plus accusés et, partant, les plus graves. Or, de pareils faits constituent nécessairement un groupe quelque peu artificiel, et la description qui en résume les traits les plus généraux ne saurait être l'expression exacte de la vérité. L'avenir seul pourra donc décider si l'affection dont il s'agit est en réalité, comme semblent l'indiquer les documents que nous possédons actuellement, au-dessus des ressources de l'art (1).

(1) « Cette espèce de chorée, et pour mieux dire, cette paralysie agitante, comme » le tremblement sénile, est une maladie inexorable ; il n'y a pas de chances de gue» rison ; elle entraîne fatalement, dans un temps plus ou moins rapproché, la mort du » malade. » (Trousseau, *loc. cit.*) La plupart des auteurs témoignent dans le même sens.

II. — Étiologie, thérapeutique, nécroscopie ; nosographie et diagnostic.

A. — Deux ordres d'agents paraissent devoir figurer au premier rang, dans l'étiologie de la paralysie agitante : c'est d'une part, l'influence du froid et de l'humidité combinés, et d'autre part, celle de l'ébranlement du système nerveux que déterminent les émotions à la fois violentes et soudaines.

a. Pour commencer par la dernière de ces causes, nous ferons remarquer tout d'abord que parmi les émotions c'est la terreur ou au moins une frayeur vive qu'on trouve presque exclusivement signalées dans les observations ; or, le rôle étiologique de ces perturbations psychiques paraît évident et pour ainsi dire palpable dans certains cas où, comme cela a eu lieu dans l'observation du professeur Oppolzer, leur impression sur l'organisme a été suivie presque immédiatement du développement des troubles morbides. Nous voyons encore dans un des faits qui nous ont été communiqués par M. Hillairet, fait relatif à un homme âgé de soixante et un ans jusque-là bien portant, la maladie se déclarer presque subitement, au moment où cet homme voit tuer son fils sous ses yeux, pendant les événements de juin 1848. Mais, il faut bien le reconnaître, la relation entre l'effet et la cause présumée est loin d'être aussi nettement établie dans d'autres observations où l'influence de la frayeur a été cependant encore invoquée. Parmi ces observations, les unes manquent absolument de détails nécessaires pour que la critique puisse exercer son contrôle, d'autres sont sous ce rapport plus satisfaisantes ; mais alors on y remarque presque toujours qu'un laps de temps souvent fort long s'est écoulé entre l'apparition du tremblement et l'époque où a eu lieu l'émotion, si bien qu'on se trouve tout naturellement porté à douter si celle-ci a réellement eu l'influence qu'on lui prête. Un fait rapporté par Graves peut, entre autres, être rapporté comme un exemple de ce genre.

Obs. — Ellen Davis, jeune femme d'environ vingt-cinq ans, paraît, d'après son propre récit, être devenue malade à la suite d'une soudaine et violente émotion. Cette pauvre fille croyait fermement, ainsi qu'un grand nombre d'individus des basses classes, à l'existence des esprits... Elle demeurait sur une route située entre deux cimetières... Quelques gens de sa connaissance voulurent s'amuser à ses dépens... On se procura un bâton à battre le beurre, auquel on suspendit un drap, de façon à représenter un corps décapité revêtu d'un linceul, et on suspendit le tout entre deux arbres au moyen d'une corde. Au moment où cette fille se mettait au lit, elle fut terrifiée par la vue de cet objet, et elle tomba immédiatement dans un état d'insensibilité totale. La frayeur dérangea ses fonctions nerveuses d'une façon extraordinaire. Cette malade devint sujette à des vertiges ; elle perdit l'usage des membres d'un côté, et fut obligée de garder le lit pendant trois mois. Plus tard, l'hémiplégie commença à diminuer, ; mais, bien qu'il y ait déjà sept ans que l'attaque a eu lieu, la paralysie est encore très prononcée. Pendant le cours de ces sept années, elle a été aussi prise d'amaurose, qui l'a rendue aveugle pendant près d'une année ; puis elle a recouvré la vue d'un seul œil. A présent elle offre un spécimen remarquable de paralysie agitante.

Bien que la paralysie agitante et l'émotion qui l'aurait produite soient, dans ce cas, pour ainsi dire rattachées l'une à l'autre par un enchaînement non interrompu d'accidents nerveux variés, il est évidemment fort douteux si celle-ci a eu en réalité quelque influence sur le développement de celle-là, et l'on reconnaîtra que cette influence, si elle a vraiment existé, n'a pu s'exercer que d'une manière fort indirecte. On sait d'ailleurs quelle large part il convient de faire à l'imagination du malade et quelquefois même de l'observateur, dès qu'il s'agit du rôle étiologique des troubles psychiques dans la production des maladies qui affectent le système nerveux. Nous ne voudrions point, toutefois, pour notre compte, pousser le scepticisme trop loin en pareille matière. En outre des faits incontestables invoqués plus haut, on aurait en effet, dans cette question, à faire valoir pour l'affirmative, que les émotions violentes, la terreur en particulier, se traduisent habituellement par des troubles organiques variés plus ou moins accusés, dont le système nerveux est évidemment le siége principal, et parmi lesquels le tremblement des membres figure au premier rang ; que ces troubles habituellement très passagers peuvent cependant, dans certains cas, persister pendant un temps relativement assez long, sans constituer encore cette fois un état morbide proprement dit ; qu'enfin ces troubles du système nerveux, considérés surtout dans leur plus haut degré de développement, ont avec les symptômes mêmes de la paralysie agitante, d'incontestables points de contact.

b. L'influence du froid humide est, comme la précédente, attestée par un certain nombre d'observations. Tantôt les malades avaient habité pendant un temps souvent fort long une demeure humide (Canstatt), d'autres fois ils n'avaient été que temporairement soumis à l'action du froid et de l'humidité. Les cas les plus probants du dernier genre sont évidemment ceux où l'on voit la maladie se développer pendant l'application même de la cause ou tout au moins peu de temps après. En voici un exemple fort remarquable que nous empruntons à M. W. Gull (*loc. cit.*) :

Obs. — Dans ce cas, il s'agit d'un homme de bonne apparence, âgé de quarante-cinq ans, qui, deux ans auparavant, pendant le mois d'octobre, par un temps froid, fut fort mouillé, et resta, avec ses habits trempés, assis pendant longtemps dans un café. Au sortir du café, cet homme monta sur un bateau à vapeur, et demeura toute la nuit sur le pont. Le lendemain matin, il pouvait à peine marcher, tant ses membres étaient roides. Au bout de quatre jours, sa main droite commença à trembler de telle sorte qu'il lui fut impossible d'écrire. Insensiblement tout le bras droit s'affecta de la même manière. Au bout de huit mois, le membre inférieur droit lui paraissait pesant et tremblait tout comme le bras ; il y a quatre mois, ce fut le tour du bras gauche ; et, peu après, le membre inférieur gauche fut également pris de tremblement, de telle sorte qu'aujourd'hui le corps entier est dans un état d'agitation permanente.

On pourrait rapprocher du cas précédent un fait rapporté par Romberg (*loc. cit.*), et où il s'agit d'un homme qui éprouva les premiers symptômes de la paralysie agitante, peu de temps après s'être trouvé dans les circonstances suivantes : cet homme fut, en 1813, devant Magdebourg, attaqué par des cosaques qui le dépouillèrent de ses vêtements alors qu'il avait la peau couverte de sueur, et il resta dans cet état pendant plusieurs heures, couché sur la terre humide. L'influence du froid et de l'humidité paraît dans ce cas assez bien établie, mais il est fort probable que la terreur a pour son compte joué ici un rôle important.

c. Telles sont les deux causes dont la plupart des auteurs s'accordent à reconnaître l'influence dans la production de la paralysie agitante ; après cela on a noté encore, cette fois à titre de conditions prédisposantes ou personnelles, un certain nombre de circonstances et en particulier l'âge sénile. La paralysie agitante est habituellement en effet une maladie de l'âge avancé ; elle débute le plus souvent après l'âge de soixante ans. Mais il y a toutefois d'assez nombreuses exceptions à cette règle. Ainsi, la malade dont nous avons relaté l'histoire, d'après Graves, était âgée de vingt-cinq ans seulement ; un individu observé par M. Trousseau n'avait pas plus de vingt-sept ans ; un des cas rapportés par Elliotson est relatif à un homme de trente-cinq ans ; enfin, chez une malade que nous observons en ce moment, les premiers symptômes morbides se sont déclarés à l'âge de quarante ans ; quant à l'influence du sexe, on conçoit qu'elle ne puisse pas être appréciée d'une manière quelque peu sérieuse, en raison du petit nombre d'observations rassemblées jusqu'à ce jour. — Nous ne croyons pas que la paralysie agitante ait été jusqu'ici rencontrée en connexion évidente avec quelqu'une des grandes maladies constitutionnelles ; le rhumatisme chronique, il est vrai, a été signalé par quelques auteurs comme affection antécédente ou concomitante ; faute de détails circonstanciés il est impossible de préciser ce que ces auteurs ont, en pareil cas, entendu désigner par cette dénomination de rhumatisme ; il est fort probable toutefois qu'ils ont fait allusion à ces douleurs musculaires plus ou moins vagues, qui compliquent en effet quelquefois la paralysie agitante, et qui, comme elle, peuvent dériver de l'impression du froid humide. Mais ces affections rhumatoïdes sont loin de constituer des caractères positifs de la diathèse rhumatismale, et pour permettre à l'avenir de décider si la paralysie agitante est liée à cette diathèse par quelque rapport de connexité, il faudrait de toute nécessité que celle-ci se traduisit par des manifestations moins équivoques, qu'elle se montrât, par exemple, sous l'une quelconque des formes variées de l'arthro-rhumatisme aigu ou chronique. — Nous terminerons cette ébauche, nécessairement fort imparfaite, d'une étiologie de la paralysie agitante, en faisant ressortir que dans les cas soumis à notre observation, quelque attentive qu'ait été la recherche des antécédents, il nous a été impossible de découvrir aucune circonstance exceptionnelle et capable de faire concevoir le développement d'une affection à la fois si singulière et si grave.

B. — En ce qui concerne la question de thérapeutique, nous n'aurons malheureusement qu'à enregistrer des résultats ou fort incertains ou, le plus souvent, complétement négatifs ; mais il nous a paru utile d'indiquer, au moins très sommairement, les tentatives qui ont été conduites avec quelque suite, même les plus infructueuses, ne fût-ce que pour déblayer le terrain de l'expérimentation en signalant des essais déjà suffisamment jugés par la clinique.

Tous les auteurs ont reproduit, d'après le docteur Elliotson, le cas d'un malade chez lequel la guérison complète a été obtenue par l'emploi de hautes doses de sous-carbonate de fer. Il s'agit dans ce cas d'un homme de trente-cinq ans : la maladie n'était pas de date très ancienne, les symptômes, quoique bien accusés, n'étaient pas très intenses. Chez un autre malade observé par le même médecin, on obtint par l'administration du même médicament un amendement assez marqué, mais qui ne fut que temporaire. Dans quatre ou cinq autres cas, Elliotson a vu l'emploi du sous-carbonate de fer à dose élevée échouer complétement. Romberg qui a observé et traité plusieurs cas de paralysie agitante, n'en a rencontré qu'un seul où la médication employée ait paru avoir quelque succès; dans ce cas on avait prescrit le sous-carbonate de fer, suivant les indications d'Elliotson ; mais on avait en outre et concurremment mis en usage des bains chauds avec affusions froides simultanées sur la nuque et le dos. Le tremblement cessa momentanément, mais la maladie reprit bientôt sa marche progressive et envahissante. — Basedow dit avoir observé un cas où tous les symptômes de la maladie cessèrent pendant plusieurs mois, à la suite de l'usage des eaux alcalines de Tœplitz. — Canstatt a obtenu un amendement très notable chez un sujet avancé en âge, par l'administration des bains sulfureux ; il suppose que dans ce cas l'affection était de nature rhumatismale, et il se demande si cette médication ne serait pas efficace seulement dans des cas de ce genre. Les bains sulfureux associés à l'emploi de l'iodure de potassium et à l'application de cautères sur la nuque, ont paru amener un résultat très avantageux quoique temporaire chez un homme âgé de cinquante-trois ans, auquel nous avons fait allusion déjà, et dont l'histoire nous a été communiquée par M. Axenfeld ; à la suite de cette médication complexe, mais où les bains sulfureux ont dominé, tous les accidents morbides se sont suspendus pendant près de dix-huit mois. — Si les médications dont il vient d'être question paraissent avoir eu quelquefois d'heureux résultats, soit en amenant une atténuation des symptômes, soit même en enrayant momentanément le cours de la maladie, il n'en est pas de même de celles qui suivent. Dans plusieurs faits rapportés par les auteurs et dans deux cas que nous avons directement observés, l'emploi de la strychnine n'a produit aucun effet favorable, et même, plusieurs fois, il a été suivi d'une exacerbation bien évidente de tous les accidents ; l'opium à haute dose a procuré plusieurs fois du soulagement, soit en amenant le sommeil, soit en faisant disparaître les douleurs qui accompagnent quelquefois le tremblement ; mais sous l'influence de cette médication, le tremblement lui-même n'a subi aucune modification appréciable. Nous avons, chez une de nos malades, administré pendant près de deux mois, sans résultat aucun la poudre de seigle ergoté à la dose de 50 centigrammes combiné à une dose égale de sous-carbonate de fer. L'électricité enfin a échoué complétement entre les mains de

M. W. Gull, qui a eu occasion de l'appliquer dans quatre cas de paralysie agitante bien caractérisée. Mais à ce propos il importe de remarquer que l'électricité statique seule paraît avoir été expérimentée par ce médecin (1).

C. — Les renseignements que nous avons pu recueillir relativement aux altérations anatomiques rencontrées dans les cas de paralysie agitante, sont peu nombreux et, en général, peu circonstanciés; mais par contre ils concordent assez bien entre eux, au moins pour la plupart, et acquièrent par ce fait même une incontestable valeur. Chez un des sujets dont il a donné l'histoire, Parkinson a constaté, lors de la nécroscopie, une augmentation de volume et de consistance du pont de Varole et de la moelle allongée; l'induration s'étendait à la moelle cervicale; dans ce même cas, suivant Parkinson, les nerfs de la langue et ceux du bras étaient en outre comme tendineux, c'est dire qu'ils étaient eux-mêmes le siége d'une induration prononcée. Si on laisse de côté le dernier détail qui n'a pas son analogue dans les observations ultérieures, on sera frappé de la ressemblance qui existe entre ces lésions et celles dont M. Oppolzer a donné la description. En effet, chez le sujet observé par ce médecin, le pont de Varole et le bulbe rachidien étaient aussi manifestement indurés; de plus, la moelle épinière présentait une altération caractérisée par l'existence de stries grisâtres siégeant surtout dans les cordons latéraux. Les altérations de ces diverses parties, ainsi que cela a été reconnu par l'examen microscopique, dépendaient d'une production exagérée de tissu conjonctif; tout porte à croire qu'on fût arrivé au même résultat dans le cas de Parkinson, si l'on y eût fait usage du même mode d'investigation. La sclérose de certaines parties des centres nerveux a d'ailleurs été rencontrée par d'autres observateurs dans les cas de paralysie agitante; ainsi, au rapport de M. Lebert (2), à l'autopsie d'un sujet qui avait succombé à la suite de la paralysie agitante, on trouva un foyer d'induration scléreuse avec rétraction siégeant dans la partie supérieure de la moelle épinière. Il n'est pas dit si, dans ce cas, la protubérance annulaire présentait quelque lésion du même ordre. L'induration dont il vient d'être question, ou autrement dit la sclérose du tissu nerveux, produite par l'hypertrophie du

(1) M. Gull tirait des étincelles de la région vertébrale. Il n'est pas inutile de noter que l'électricité, qui échoue dans les cas de paralysie agitante, produirait, au contraire, suivant les recherches de MM. G. Bird, Hughes, Gull et Addison, les plus merveilleux effets dans les cas de chorée.

(2) *Loc. cit.*, p. 531.

tissu conjonctif, n'est pas le seul genre d'altération qui ait été constaté dans les cas de paralysie agitante ; le ramollissement, la dégénération graisseuse des éléments nerveux, les dilatations vasculaires y ont été, en effet, plusieurs fois rencontrées (1), mais il faut noter que ces lésions si diverses siégeaient toujours, comme cela avait lieu dans les faits précédents, dans la moelle allongée, le pont de Varole et les parties avoisinantes. Si donc la nature des lésions a pu varier très notablement, il ne parait pas en être de même du siége qu'elles affectent. Ce siége varie peu, et c'est là un point qu'il importait de faire ressortir. Toutes les observations précitées tendraient par conséquent à établir qu'une altération variable dans sa nature, mais toujours appréciable de certaines parties des centres nerveux, est un caractère constant de la paralysie agitante, au moins lorsque la maladie est parvenue à un certain degré de développement ; mais par contre, il en est d'autres qui déposent en sens contraire, et où l'autopsie n'a donné que des résultats complétement négatifs. Canstatt (2) a insisté avec raison sur les faits de ce genre, qui fournissent un enseignement dont nous devrons tirer profit.

D. — *a.* En raison de l'état pour ainsi dire rudimentaire où se trouvent encore aujourd'hui l'étiologie et la nécroscopie de la paralysie agitante, c'est presque exclusivement le point de vue symptomatologique qui doit dominer dans la recherche d'une caractéristique de cette maladie. Or, de tous les phénomènes par lesquels celle-ci se manifeste, il n'en est, ainsi que nous l'avons vu, en réalité qu'un seul qui ne lui fasse jamais défaut ; ce phénomène c'est le tremblement, et c'est lui qui, par conséquent, devrait occuper le premier plan dans une définition ; après cela, il conviendrait de mentionner l'affaiblissement musculaire qui survient dans une période plus ou moins avancée de l'affection, puis, accessoirement, un symptôme qui ne se manifeste pas constamment, mais qui, dans les cas où il existe, contribue pour beaucoup à imprimer à la maladie une physionomie originale ; nous voulons parler de cet entraînement singulier qui force les malades à courir alors qu'ils veulent marcher ; quant à la démarche sautillante, elle n'est qu'une conséquence naturelle

(1) Oppolzer, *loc. cit.*; Lebert, *loc. cit.* — Chez une femme âgée de soixante-dix ans, atteinte d'un cancer du sein, et qui présentait un tremblement général très prononcé, M. le docteur Hillairet a trouvé à l'autopsie un ramollissement de la protubérance annulaire.

(2) *Specielle Patholog. und Therap.*, Bd. II, 1855.

d'un tremblement très prononcé, et qui occupe plus particulièrement les membres inférieurs. Mais le tremblement rhythmique des diverses parties du corps n'est pas exclusivement propre à la paralysie agitante, il appartient également à diverses affections qu'il sert même à désigner, au tremblement mercuriel par exemple, et au tremblement sénile; de plus, il se présente dans celles-ci et dans celle-là avec des caractères absolument identiques. On peut en dire autant de la propulsion irrésistible, elle peut exister et se montrer même très prononcée indépendamment du tremblement. Il est évident, d'après cela, que pour le point de vue qui nous occupe les symptômes fondamentaux de la paralysie agitante, pris isolément, n'ont pas de valeur vraiment spécifique; ils n'acquièrent une importance décisive qu'en tant qu'on les considère dans leurs relations réciproques, et surtout dans leur mode d'évolution. Un nouvel élément doit donc figurer dans la caractéristique, et cet élément est fourni par la considération du mode d'évolution des symptômes pendant le cours de la maladie. Or, la paralysie agitante, bien qu'elle puisse présenter parfois, dans sa marche, des rémissions, voire même des intermissions plus ou moins prononcées, est une affection foncièrement continue; de plus, elle est éminemment progressive et envahissante, c'est-à-dire que, partiel à son début, et limité à une extrémité ou à un membre, le tremblement tend ici, pour ainsi dire invinciblement, à s'étendre à toutes les parties du corps en même temps qu'il s'aggrave. Ainsi *tremblement rhythmique, continu, à marche progressive, accompagné tôt ou tard de faiblesse musculaire, et auquel vient fréquemment s'adjoindre une tendance plus ou moins marquée à la propulsion*, tels sont les seuls éléments qui, dans l'état actuel de la science, nous paraissent devoir constituer la définition de l'affection décrite sous le nom de *paralysie agitante*.

b. Tout ceci fait aisément prévoir que, dans les cas où la maladie n'aura pas revêtu son type de parfait développement, et lorsque sa marche progressive n'aura pas pu être étudiée, soit *de visu*, soit par une étude attentive des antécédents, de très sérieuses difficultés de diagnostic pourront se présenter au clinicien. Nous croyons pouvoir nous abstenir d'entrer dans de longs détails concernant la question que nous signalons, et nous nous bornerons à en indiquer les points les plus saillants. Les affections qui, comme la paralysie agitante, ont le tremblement pour symptôme principal, sont ici naturellement surtout en cause. On a dit que, dans le tremblement sénile, les mouvements rhythmiques étaient moins intenses qu'ils ne le sont dans la paralysie agitante; cela est vrai pour la majorité des cas. Mais on comprend que, si la dernière affection en est à son début, si elle est encore peu intense, si surtout elle se développe sans cause apparente chez un sujet avancé en âge, l'hésitation sera fort légitime tant que la tendance progressive des accidents n'aura pas pu être reconnue. L'adjonction de quelqu'un des symptômes accessoires propres à la paralysie agitante contribuera puissamment à fixer le diagnostic. Dans les diverses espèces de tremblement par intoxication, dans celle de ces affections surtout qui dérivent de l'intoxication mercurielle, les mouvements rhythmiques peuvent quelquefois égaler en intensité ceux qu'on observe dans la paralysie agitante; mais, outre que les phénomènes accessoires qui s'associent à cette dernière maladie diffèrent de ceux qui s'adjoignent au tremblement mercuriel, la considération des circonstances étiologiques est ici toute-puissante, et peut conduire à des conclusions absolues. On a fait ressortir encore, avec raison, ce caractère assez important pour le diagnostic, que dans les tremblements déterminés par l'abus des boissons excitantes, l'alcool, le café par exemple, les mouvements rhythmiques peuvent s'amender ou même disparaître momentanément sous l'influence d'une ingestion excessive de ces boissons; tandis qu'un résultat contraire serait obtenu si une pareille expérimentation venait à être tentée chez un sujet atteint de paralysie agitante. Il serait hors de propos de mentionner ici les diverses formes de tremblement passager qui se manifestent dans certaines maladies aiguës, et nous terminerons en rappelant que la paralysie agitante a quelquefois été désignée sous le nom de *chorée;* mais si l'on emploie le terme chorée dans l'acception nosographique restreinte qui est le plus généralement adoptée aujourd'hui, on avouera que les deux affections n'ont entre elles que des ressemblances fort éloignées, et qu'il n'y a pas là matière à une erreur de diagnostic, à moins de circonstances véritablement exceptionnelles.

CHAPITRE II.

Quelques mots concernant la physiologie pathologique de la paralysie agitante et du tremblement en général.

Nous ne voudrions pas clore ce travail sans indiquer au moins très sommairement jusqu'à quel point les notions de la physiologie actuelle peuvent intervenir dans l'interprétation des faits qui constituent, quant à présent, l'histoire pathologique de la paralysie agitante. Les résultats des explorations dirigées dans cette voie sont, il est vrai, peu nombreux, en général, peu décisifs, et ils s'appliquent plutôt, du moins pour une bonne partie, au tremblement considéré en général qu'à l'affection particulière qui nous occupe. Ils n'en méritent pas moins, cependant, à ce qu'il nous semble, d'être exposés ; car ce sont, si l'on peut ainsi dire, des jalons qui pourront guider dans les recherches ultérieures.

a. — Lorsqu'on introduit sous la peau d'une grenouille intacte une goutte de nicotine pure, récente, on observe des effets qui peuvent un peu varier, suivant l'état de l'animal et suivant la quantité du poison. Dans tous les cas cependant, ainsi que l'a indiqué depuis longtemps M. Claude Bernard, l'animal, au bout de quelques instants, est pris d'un tremblement qui agite tous les muscles du tronc et des membres. Ce tremblement, bien que passager, persiste cependant assez longtemps pour qu'il soit permis de rechercher quel est dans l'organisme son point de départ. Or, on peut se convaincre qu'il ne dépend pas de l'action excitante exercée par la nicotine sur les fibres musculaires ; c'est le système nerveux qui est intéressé, car si, dans une nouvelle expérience, la nicotine est introduite sous la peau d'une grenouille préalablement soumise à l'action du curare, le tremblement ne se manifeste plus : il en est de même si l'on a détruit le centre nerveux cérébro-spinal chez une grenouille avant de la soumettre à l'action de la substance toxique, ce qui montre bien que c'est la lésion de ce centre qui détermine le tremblement (1). On peut même pousser les recher-

(1) Voy. Vulpian, *Note sur les effets de la nicotine sur la grenouille.* (*Comptes rendus et Mémoires de la Société de biologie*, 1859, p. 150.)

ches plus loin et déterminer avec plus de précision encore la partie des centres nerveux, principalement et primitivement affectée chez les animaux qui font l'objet de ces expériences. Si l'empoisonnement par la nicotine est produit chez une grenouille à laquelle on a enlevé soit le cerveau seulement, soit l'encéphale tout entier, à l'exception du bulbe rachidien (1), le tremblement se manifeste à peu près avec autant d'intensité que cela aurait eu lieu chez une grenouille intacte. Il n'en est plus de même si le bulbe rachidien a été enlevé en même temps que les autres parties de l'encéphale. Alors le tremblement n'a plus lieu, au moins dans la grande majorité des cas. L'intégrité du bulbe rachidien paraît donc nécessaire à la pleine manifestation des mouvements rhythmiques dont il s'agit.

Ces expériences sont les seules, à notre connaissance du moins, où l'on ait artificiellement produit chez les animaux, en agissant sur les centres nerveux, des phénomènes analogues au tremblement qui caractérise chez l'homme certains états morbides (2). A ce point de vue, elles nous paraissent avoir quelque importance, bien qu'elles aient trait à des animaux placés très bas dans l'échelle. Elles en ont encore en ce que leurs résultats concordent en grande partie avec les données fournies par la nécroscopie des sujets atteints de paralysie agitante; c'est en effet dans la protubérance annulaire, le bulbe rachidien et quelquefois aussi, bien que plus rarement, dans les régions supérieures de la moelle épinière, que siégeaient chez ces sujets les altérations diverses qui y ont été signalées, et en particulier la sclérose. Si l'on remarque d'un autre côté que les lésions qu'on rencontre si fréquemment et dans les circonstances les plus variées, soit dans les hémisphères cérébraux et les masses de substance grise qui y sont contenues, soit dans le cervelet ou les régions inférieures de la moelle, soit enfin dans les nerfs périphériques ou dans les muscles, ne produisent jamais le tremblement rhythmique, on sera naturellement porté à admettre que ce phénomène a son poin

(1) Chez la grenouille, le bulbe rachidien représente à la fois la moelle allongée e la protubérance annulaire des mammifères.

(2) La physiologie n'a pas jusqu'ici tenté l'étude expérimentale du tremblement, e. les lésions des centres nerveux ne sont pas suivies en général de troubles du mouvement analogues au tremblement, ou du moins on n'a pas encore indiqué d'une façon expresse des troubles de ce genre en relation avec ces lésions. Il y a, toutefois, un phénomène qui doit être évidemment rapproché du tremblement rhythmique, — et ce rapprochement a déjà été fait par le professeur Blasius, — c'est le nystagmus. Or, cette oscillation des globes oculaires est une des suites les plus ordinaires des lésions de la protubérance annulaire et des pédoncules cérébelleux.

de départ dans un espace assez restreint du système nerveux central, et qui comprend le bulbe rachidien, la protubérance annulaire, et peut-être aussi une partie des régions supérieures de la moelle épinière. Mais, dans cette hypothèse, les mouvements rhythmiques ne devraient-ils pas se produire dans tous les cas où il existe une altération notable des parties du système nerveux qui viennent d'être indiquées? Or, c'est ce qui n'a pas lieu, car il est notoire que souvent, le plus souvent même, les lésions de ces parties ne se traduisent pas par le tremblement. Contre cette objection, on pourra faire valoir que la protubérance, le bulbe sont, comme bien d'autres parties des centres nerveux, des organes éminemment complexes qui président aux fonctions les plus variées; et dont les altérations devront se traduire par les troubles les plus divers, suivant qu'elles occuperont dans l'organe tel ou tel siége et affecteront plus particulièrement tel ou tel élément. Les tentatives d'une localisation aussi minutieuse des altérations de l'encéphale sont de date toute récente, et l'on ne saurait s'étonner que tous les problèmes qui s'y rattachent attendent encore une solution.

b. — Il ne sera pas inutile de faire remarquer à ce propos qu'une altération occupant une partie des centres nerveux n'est pas nécessairement la cause efficiente des phénomènes pathologiques que tout concourt cependant d'ailleurs à rattacher à l'affection de cette partie; l'altération, en pareil cas, n'est souvent qu'un résultat, qu'un effet de modifications organiques plus intimes, qui nous sont inconnues, mais qui n'en sont pas moins la cause réelle des phénomènes. En supposant, par exemple, que la protubérance annulaire et le bulbe soient, ainsi que nous sommes portés à le croire, le point de départ principal, sinon exclusif, du tremblement dans la paralysie agitante, nous ne voudrions pas en conclure cependant que l'état scléreux de ces parties de l'encéphale, — pour n'envisager ici que ce genre d'altération, — est la condition nécessaire de la production du trouble morbide dont il s'agit. La sclérose, en effet, est en définitive, ici comme dans les autres points du système nerveux où on l'observe, le résultat d'une hypertrophie du tissu conjonctif. Ce n'est qu'un des éléments, et en même temps le dernier terme d'un processus morbide (1), qui, à un moment donné, se révèle par une hypérémie capil-

(1) Quelquefois même la sclérose est une sorte de processus cicatriciel, et elle pourrait toujours alors mériter le nom de travail curatif si, dans certains cas, par suite de sa rétraction même, le tissu conjonctif de nouvelle formation n'entraînait pas d'irrémédiables accidents.

laire, mais dont une bonne partie, et en particulier les phases initiales, ne sont pas accessibles à nos procédés d'investigation anatomique. La sclérose et même l'hypérémie qui la précède, ne se sont pas encore produites, que déjà, depuis longtemps, des phénomènes pathologiques, souvent très accusés, se sont manifestés, qui indiquent une affection plus ou moins profonde des éléments nerveux ; ainsi, elles ont pu faire quelquefois défaut chez des sujets qui, pendant la vie, avaient présenté cependant tous les symptômes les moins équivoques de la paralysie agitante (1). Mais en quoi consiste cette modification des éléments nerveux antérieure au développement des altérations organiques appréciables? Dépend-elle d'un trouble de la nutrition ? S'accompagne-t-elle d'une exaltation ou, au contraire, d'une dépression des propriétés des éléments affectés (2) ? C'est ce qu'on ignore complétement quant à présent. Toujours est-il qu'elle constitue le fait fondamental ; car, suivant qu'elle portera sur des éléments doués de telle ou telle propriété physiologique, la physionomie des phénomènes morbides devra nécessairement varier d'une manière correspondante. Mais si la sclérose ne nous apprend rien concernant la nature de l'affection du tissu nerveux qui la précède et l'accompagne, elle peut, concurremment avec les données de la physiologie expérimentale, nous conduire à déterminer le siége de cette affection, et elle fournit ainsi des indications extrêmement précieuses.

c. — Après avoir essayé de localiser dans certaines parties des centres nerveux le point de départ du tremblement, on peut rechercher encore par quel mécanisme l'affection de ces centres se propage aux parties périphériques, et en particulier aux muscles, pour y déterminer des mouvements rhythmiques. M. le docteur Blasius a étudié ce sujet tout particulièrement, et il a été conduit à présenter une théorie dont nous allons dire quelques mots. Cette théorie est fondée sur l'existence, contestée d'ailleurs par plusieurs physiologistes, de ce qu'on nomme la tonicité musculaire, le ton musculaire. On sait que, dans l'état de veille, quelle que soit la position qu'affectent les

(1) Ces altérations manqueraient certainement aussi dans les premiers temps de la paralysie agitante, lorsque cette affection a débuté brusquement, sous l'influence d'une cause émotionnelle par exemple.

(2) Les faits que nous avons mentionnés, et dans lesquels on a vu une hémiplégie suspendre le tremblement dans le côté paralysé du corps (cas de Parkinson et de M. Hillairet) ; ceux dans lesquels le tremblement disparut dans la dernière période de maladies graves (Lebert), et enfin celui du professeur Oppolzer, dans lequel les oscillations cessaient pendant une demi-heure à la suite d'accès épileptiformes, tous ces faits sembleraient concorder assez bien avec l'hypothèse d'une irritation comme cause prochaine du tremblement de la paralysie agitante.

diverses parties du corps, les muscles de ces parties sont dans un état de repos qui, pour un grand nombre d'auteurs, ne serait qu'apparent. Ces muscles seraient en réalité le siége d'une contraction particulière, indépendante de la volonté, et qui permettrait aux parties de conserver leur position, leur attitude. C'est cet état de contraction qui a été désigné sous le nom de ton musculaire. M. Blasius pense que la tonicité exige le concours de l'action d'une partie des centres nerveux, et il désigne sous le nom d'*innervation de stabilité* la faculté qu'auraient ces centres de produire le phénomène dont il s'agit. Cette innervation ne cesse guère dans l'état physiologique que pendant un sommeil très profond ; mais des affections des centres nerveux pourront venir en troubler le mécanisme, et il se produira alors une *névrose de la stabilité*. En pareil cas, suivant M. Blasius, l'influx nerveux de stabilité, contrairement à ce qui a lieu dans l'état normal, ne se propagerait plus aux muscles que d'une manière intermittente, par oscillations; de telle sorte que le ton musculaire descend momentanément au-dessous du degré qu'il devrait avoir, qu'il se relève ensuite momentanément à la hauteur normale, et qu'il oscille en un mot d'une façon permanente entre ces deux états. C'est ainsi que, suivant M. Blasius, se produiraient les mouvements musculaires rhythmiques qui constituent le tremblement.

MM. Henle (1) et Volkmann (2), en prenant pour point de départ les expériences de E. Weber sur les effets de l'excitation de la moelle épinière à l'aide de l'appareil à rotation, avaient déjà envisagé à peu près de la même manière le mécanisme du ton musculaire. Celui-ci, suivant ces auteurs, consiste en une contraction modérée des muscles, et il serait dû à une succession d'excitations émanées des centres nerveux. Cette succession est, dans l'état normal, très rapide ; de telle sorte que l'effet d'une des excitations n'a pas encore cessé, alors que l'excitation suivante agit à son tour. Mais si la succession des excitations se ralentit, il se produit de courts intervalles de repos, et la contraction par suite, au lieu d'être continue comme dans l'état normal, devient intermittente, et il se produit ainsi un tremblement plus ou moins accusé. Ces deux théories, qui se confondent en définitive sur presque tous les points, ont, comme on

(1) Henle, *Handbuch der rationellen Pathologie*, Braunschweige, 1851, Bd. II, p. 26.

(2) Wagner's, *Handwörterbuch der Physiologie*, art. NERVENPHYSIOLOGIE, 10e Liefer., p. 488; et Romberg, *Lehrbuch der Nervenkrankheiten des Menschen*, 2e éd., p. 367.

voit, pour fondement indispensable l'existence du ton musculaire ; elles seraient immédiatement renversées si cet appui venait à lui manquer. Or, à en croire plusieurs physiologistes, il n'est nullement certain qu'il existe en réalité une action continue des muscles. A ceux qui, plaidant dans le sens de l'affirmative, font valoir que les deux surfaces de section d'un muscle qu'on vient de couper sur l'animal vivant s'écartent aussitôt l'une de l'autre, M. Ludwig (1) oppose les expériences de M. E. Weber, où l'on voit les surfaces de section s'écarter encore lorsque celle-ci a été pratiquée sur un animal mort avant l'apparition de la rigidité cadavérique, et alors qu'on a eu soin de détruire préalablement la moelle épinière. Les expériences de M. E. Weber ont d'ailleurs été confirmées par celles de MM. Auerbach (2) et Heidenhain (3), qui ont prouvé que, chez les animaux vivants, l'interruption des relations entre les muscles et les nerfs n'empêche pas la rétraction des parties d'un muscle divisé (4). M. Ludwig ajoute encore que l'on ne conçoit guère comment les muscles pourraient résister à la fatigue qu'entraînerait nécessairement une action continue, lorsqu'on réfléchit à la rapidité avec laquelle cette fatigue se produit dans les cas de contraction effective, apparente. Mais cette dernière objection n'a pas une grande valeur ; car, ainsi que le fait observer M. Schiff (5), il y a dans l'économie animale d'assez nombreux exemples de cette continuité de contraction (6). Quoi qu'il en soit, la question de la tonicité musculaire est loin d'être résolue, et, dans cet état de choses, il convient de n'accepter qu'avec réserve une théorie fondée sur cette base incertaine.

d. Faits avérés ou hypothèses plus ou moins probables, tout ce qui précède concourt en définitive à établir que la cause organique du tremblement réside dans certains points, aujourd'hui encore indéterminés, du bulbe rachidien et surtout de la protubérance annulaire. Quant aux autres symptômes qui, par les progrès de la maladie, viennent s'adjoindre au tremblement,

(1) *Lehrbuch der Physiologie des Menschen*, 2e Auflage, t. I, p. 184.
(2) Schless. *Gesells.*, Feb. 1856.
(3) *Müller's Archiv*, 1856, p. 200.
(4) C'est en s'appuyant surtout aussi sur ces faits que dans une séance de l'Académie de médecine scientifique de Berlin, le docteur Braun de Rehme a cherché à combattre la théorie des *Stabilitæts-Neurosen* du professeur Blasius. (*Canstatt's Jahresbericht*, 1856-1857, Bd. III, p. 45.)
(5) *Lehrbuch der Physiologie des Menschens*, Lahr, 1859, p. 34.
(6) Les sphincters et plusieurs muscles de la vie organique.

leur apparition successive paraît dépendre de l'extension du processus morbide au delà de ses foyers primitifs, et de sa propagation, soit à des parties jusque-là indemnes de la protubérance et du bulbe eux-mêmes, soit encore à d'autres départements du système nerveux plus ou moins éloignés. La diffusion de l'affection, dans la protubérance, par exemple, expliquerait la tendance à la propulsion qui, lorsqu'elle s'est montrée isolée et indépendante du tremblement, soit chez l'homme dans plusieurs états morbides, soit chez les animaux dans l'expérimentation physiologique, a souvent paru liée à une lésion de certains points du pont de Varole ou des parties adjacentes. L'envahissement des parties du bulbe les plus voisines du quatrième ventricule et des corps olivaires ; celui des grands faisceaux conducteurs qui traversent l'isthme de l'encéphale, auront pour conséquence : le premier, les convulsions épileptiformes ; le second, les contractures ou la paralysie. Enfin, l'extension du travail morbide aux hémisphères cérébraux se révélera par la perturbation ou l'affaiblissement plus ou moins marqué des facultés intellectuelles (1).

Tels sont les seuls essais d'une interprétation des phénomènes pathologiques de la paralysie agitante que nous ayons cru dignes d'être mentionnés. On ne peut se dissimuler combien d'imperfections ils présentent ; mais personne ne saurait douter qu'ils ne doivent nécessairement à l'avenir, en raison surtout des progrès incessants de la physiologie expérimentale, conduire à des résultats beaucoup plus importants. Nous ne voudrions point toutefois qu'on nous soupçonnât de fonder sur ce genre de recherches en général des espérances illimitées, et nous n'ignorons pas qu'une notion insuffisante des données de la pathologie pure a trop souvent fait méconnaître une bonne partie des difficultés du problème qu'on se propose de résoudre. Les troubles morbides provoqués par l'expérimentation ne sont pour la plupart qu'une image affai

(1) Schrœder Van der Kolk a fait voir que chez les épileptiques il y a souvent une atrophie avec induration de la moelle allongée. (*Bau und Functionen der Medulla oblongata und nächste Ursache und rationelle Behandlung der Epilepsie*, Braunschweig, 1859.) Il considère cette lésion comme produite par le dépôt d'une matière granuleuse, de nature albumineuse, entre les fibres nerveuses et les corpuscules ganglionnaires ; ce dépôt s'accompagne d'une dilatation vasculaire plus ou moins prononcée, et quelquefois il y a en même temps dégénération graisseuse. M. Demme (*Canstatt's Jahresbericht*, p. 83, Bd. III, 1859-1860.) a étudié de nouveau cette altération, et il l'attribue à une hypertrophie du tissu conjonctif. Relativement à la sclérose du cerveau ; voir les recherches de M. Frerichs (*Hæser's Archiv*, Bd. X, H. 3, S. 334, 1848) et celles de M. Valentiner (*Deutsche Klinik*, 1856, nos 14, 15, 16).

blie ou imparfaite de ceux qui s'offrent à l'observation du clinicien. Si, dans les circonstances les plus favorables, en raison des conditions relativement plus simples au milieu desquelles ils se présentent, ils facilitent, parfois merveilleusement, l'étude analytique des éléments constitutifs d'une maladie, ils ne nous dévoilent, au contraire, que bien rarement la raison du mode d'enchaînement des phénomènes et du développement régulier du processus morbide considéré dans son ensemble, tel qu'on l'observe en définitive dans la nature.

Paris. — Imprimerie de L. MARTINET, rue Mignon, 2.

www.ingramcontent.com/pod-product-compliance
Ingram Content Group UK Ltd.
Pitfield, Milton Keynes, MK11 3LW, UK
UKHW021025200726
13857UKWH00004B/1597